Anita M. Kittel

Kieferorthopädie

Anita M. Kittel

Kieferorthopädie

mit Fotos von
Dr. med. dent. Dieter Ruoff

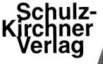

Schulz-
Kirchner
Verlag

Bibliografische Information der Deutschen Bibliothek

Die Deutsche Nationalbibliothek verzeichnet diese Publikation in der Deutschen Nationalbibliografie; detaillierte bibliografische Daten sind im Internet über http://dnb.d-nb.de abrufbar.

Besuchen Sie uns im Internet: www.schulz-kirchner.de

3. Auflage 2015
2. Auflage 2006
1. Auflage 2002
ISBN 978-3-8248-0497-9
Alle Rechte vorbehalten
© Schulz-Kirchner Verlag GmbH, 2015
Mollweg 2, D-65510 Idstein
Vertretungsberechtigte Geschäftsführer:
Dr. Ullrich Schulz-Kirchner, Nicole Haberkamm
Lektorat: Doris Zimmermann
Fotos: Dr. med. dent. Dieter Ruoff
Umschlagentwurf und Layout: Petra Jeck
Druck und Bindung: Medienhaus Plump,
Rolandsecker Weg 33, 53619 Rheinbreitbach
Printed in Germany

Vorwort

Das Ihnen hier vorliegende Nachschlagewerk erhebt keinen Anspruch auf Vollständigkeit. Vielmehr soll es PraktikerInnen einen schnellen Zugang zu häufig gebrauchten Fachbegriffen ermöglichen, daher sind die Stichwörter in alphabetischer Reihenfolge aufgeführt.

Wer mit der Myofunktionellen Therapie arbeitet, kommt nicht umhin, sich ein bestimmtes kieferorthopädisches Vokabular und ein grobes kieferorthopädisches Wissen anzueignen.

Zwar gibt es bereits eine Reihe von Lexika und Einführungen in die Kieferorthopädie, die auch für Nicht-Zahnärzte – also TherapeutInnen – gut lesbar sind, allerdings sind diese oft zu umfangreich und zu speziell für eine schnelle Information.

Aus diesem Grund habe ich versucht, die für TherapeutInnen der Myofunktionellen Störungen im orofazialen Bereich relevanten Begriffe zusammenzustellen, zu erklären und sie teilweise durch Fotos, die mir freundlicherweise der Kieferorthopäde Dr. med. dent. Dieter Ruoff, Reutlingen, zur Verfügung gestellt hat, zu verdeutlichen. An dieser Stelle sei Herrn Dr. Ruoff – auch für die Durchsicht des Manuskripts – herzlich gedankt.

Ich bin mir durchaus der Unvollständigkeit der aufgeführten Begriffe bewusst. Ich habe Begriffe ausgewählt, mit denen ich in der Praxis immer wieder konfrontiert werde. Eventuell fehlen manche, die Ihnen immer wieder begegnen. Fehlende Erklärungen können Sie bestimmt jederzeit von Ihrer Kieferorthopädin/Ihrem Kieferorthopäden bekommen oder Sie nutzen weitere Nachschlagewerke.

Ich habe versucht, die Begriffe wertneutral zu beschreiben.

Über Geräte oder Teile von Geräten, die von TherapeutInnen eher als kontraindiziert, die Myofunktionelle Therapie störend oder neue myofunktionelle Probleme auslösend empfunden werden, und sie dies möglicherweise durch Beobachtung begründen können, soll hier nicht urteilend gesprochen werden.

Dies wäre z.B. Inhalt einer fachlichen Auseinandersetzung der beteiligten Disziplinen oder eines entsprechenden Kurses über Myofunktionelle Therapie. Probleme dieser Art habe ich in meinen Büchern „Myofunktionelle Therapie" und „Myofunktionelle Störungen. Ein Ratgeber für Angehörige" angesprochen.

Mit diesem kleinen Lexikon möchte ich dazu beitragen, eine gemeinsame begriffliche Grundlage für künftige Fallbesprechungen zu legen und damit die Möglichkeiten für einen interdisziplinären Austausch zu erweitern.

Anita M. Kittel

A

Abrasion

ein Abschliff der Zahnkronen: Die Zahnsubstanz wird durch das Kauen und vor allem durch Parafunktionen wie → Bruxismus abgenutzt. Es kommt zu einem teilweisen Verlust der Zahnhartsubstanz, vor allem an den Kauflächen. Es kann schlimmstenfalls vorkommen, dass die Abrasion bis in das → Dentin reicht. Bei ausbleibender Abrasion im Milchgebiss durch mangelndes Kauen aufgrund zu weicher Nahrung ist die physiologische Kompensation der Neugeborenenrücklage nicht möglich.

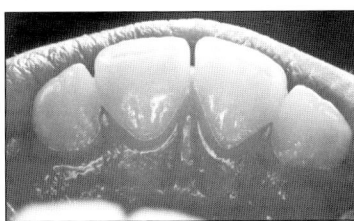

Abrasion

Abschirmgeräte

hierunter versteht man Geräte, die versuchen, muskuläre Fehlfunktionen oder → Habits auszuschalten, d.h. sie wollen Zungen-, Lippen- oder Wangendruck abhalten. Passive Abschirmgeräte wären z.B. ein → Zungengitter oder der → Aufbiss beim Aktivator. Unter einem aktiven

Abschirmgerät versteht man eine → Mundvorhofplatte, einen → Lipbumper oder → Pelotten.

Abstützung

→ intraoral können Kräfte mittels kieferorthopädischer Geräte – z.B. über → Adams-Klammern oder → Aufbisse – auf Zähne übertragen werden.

→ extraoral kann dies über einen Gesichtsbogen (→ Headgear) erfolgen, der über Nacken (zervikale Abstützung) oder Hinterhaupt (okzipitale A.) zieht.

Abweichung
1. dentoalveoläre Abweichung
→ Zahnstellungsanomalie
Folgende Formen sind möglich:

a) transversale A.:
- frontaler Eng- oder Lückenstand
- Rotation der Schneidezähne
- Kippung einzelner Zähne nach → bukkal, → palatinal (lingual)
- Mittenverschiebung
- Kreuzbiss
- Bukkalokklusion

b) sagittale A.:
- seitlicher Platzmangel oder Platzüberschuss
- → Protrusion = Labialstand oder → Retrusion = Lingualstand/Palatinalstand der Schneidezähne, Rotation der Seitenzähne

- vergrößerte Frontzahnstufe
  = vergrößerte sagittale Stufe
  = vergrößerter Overjet
- umgekehrter sagittaler Frontzahnüberbiss (progene Verzahnung)

c) vertikale A.:

Infraokklusion = Infraposition = Verkürzung einzelner Zähne oder Zahngruppen
Supraokklusion = Supraposition = Elongation = Verlängerung einzelner Zähne oder Zahngruppen

- vertikal offener Biss
- vergrößerter Frontzahnüberbiss = Tiefbiss = vergrößerter Overbite
- verkleinerter Frontzahnüberbiss

2. skelettale Abweichung

Abweichung von der regelrechten Kieferstellung (orthognathe K.). Eine skelettale A. kann mit Hilfe des → Fernröntgenseitenbildes diagnostiziert werden.

a) transversale skelettale A.:

- Schmalkiefer
- Breitkiefer
- skelettale Mittellinienabweichung durch Schwenkung oder Gesichtsasymmetrien des Ober- oder Unterkiefers

b) sagittale skelettale A.:

- → Progenie = → Angle-Klasse III
- Distalbiss = Rücklage des Unterkiefers = → Angle-Klasse II

c) vertikale skelettale A.:

- skelettal offener Biss
- Tiefbiss

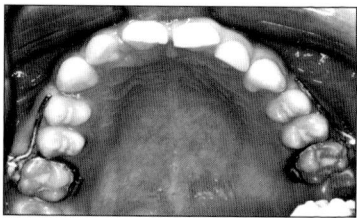

Breitkiefer

Adams-Klammer

ein v- oder u-förmiges Draht-Halteelement, an herausnehmbaren kieferorthopädischen Apparaturen, das an → Molaren/Prämolaren zur Verankerung sitzt. Die Schlaufen liegen zwischen den Zähnen und sollten die → Okklusion möglichst wenig behindern.

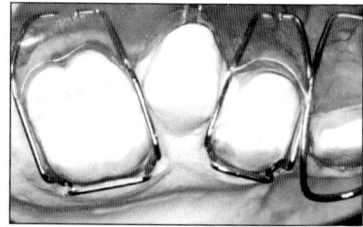

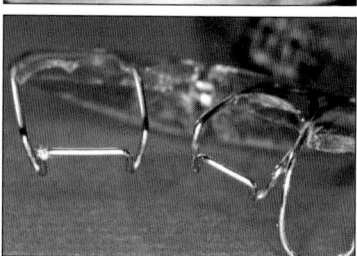

Beispiel Adams-Klammern

Adenoide, Adenotomie

→ Rachenmandel, Entfernung der Rachenmandel

Aktivator

ein funktionskieferorthopädisches, herausnehmbares, → bimaxilläres Gerät in zahlreichen Modifikationen. Es liegt lose den Zähnen an. Durch Übertragung von Muskelimpulsen wird ein Gewebeumbau eingeleitet. Die Zahnbögen können umgeformt und Zähne oder Zahngruppen bewegt werden. Vor allem kann damit die Bisslage korrigiert werden. Auch der → Bionator, ein funktionskieferorthopädisches Gerät nach Balters, hat eine ähnliche Wirkungsweise wie ein Aktivator. Er kann Fehlstellungen der Angle-Klassen I bis III korrigieren. Auch er hat verschiedene Grundformen.

Ein weiteres funktionskieferorthopädisches, → bimaxilläres Gerät ist ein Fränkel. Die Kunststoffbasis liegt → vestibulär in Form von Wangenschildern und Lippenpelotten.

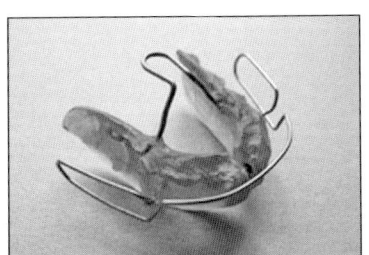

Aktivator

Er wird bei folgenden Indikationen eingesetzt: → mandibuläre → Retrognathie, skelettal tiefer Biss, → Progenie.

Aktive Platte

eine herausnehmbare kieferorthopädische Platte zum Verbreitern bzw. Strecken des Kiefers. Eine aktive Platte für Ober- oder Unterkiefer wird durch Draht-Halteelemente an den Zähnen befestigt. Verschiedene → Federn erlauben außerdem Einzelzahn- oder Zahngruppenbewegungen. Häufig ist eine aktive Platte mit einem → Labialbogen kombiniert und besitzt oft eine → Dehnungsschraube.

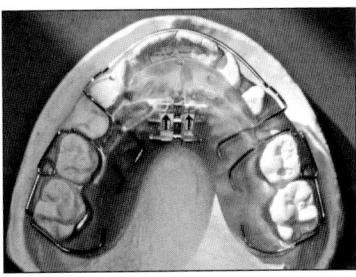

Aktive Platte mit Adams-Klammern

Aktivieren

durch Spannungsveränderung einer Feder mit Hilfe einer Zange kann die Krafteinwirkung auf zu bewegende Zähne aktiviert werden.

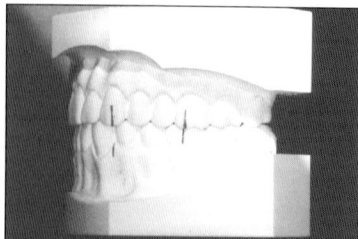

Angle-Klasse I (Neutralbisslage - NBL)

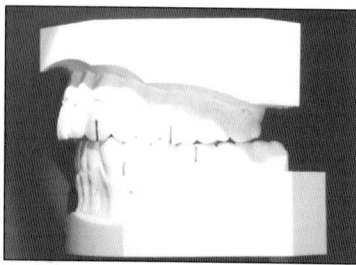

Angle-Klasse II,1 (Distalbisslage)

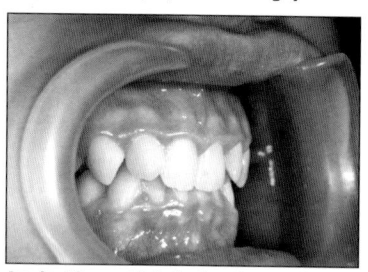

Angle-Klasse II,2 (schmaler Deckbiss: Steilstand von 11 und 21)

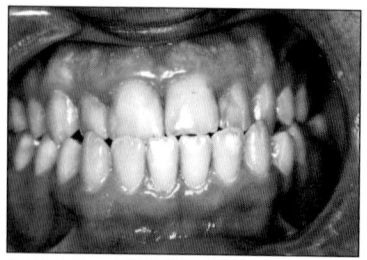

Angle-Klasse III (Mesialbisslage: Progenie)

Alveolarbogen, alveolär

der Zahnbogen, zum Zahnbogen gehörend oder ihn betreffend. Mögliche KFO-Diagnosen: alveolär offener Biss, alveoläre → Protrusion, alveoläre → Retrusion.

Alveole

ein der Zahnwurzel angepasstes knöchernes Zahnfach im Kieferfortsatz

Angle

Edward Hartley Angle (1855-1930) erstellte eine kieferorthopädische Klassifikation, die auf der → sagittalen → Okklusionsbeziehung basiert.

Angle-Klassifikation

Klasse I: der mesiobukkale Höcker des oberen ersten Molaren (6er) beißt in die Fossa des unteren ersten → Molaren.

Klasse II: der mesiobukkale Höcker des oberen ersten Molaren liegt → mesial der Fossa des unteren ersten Molaren.

Klasse II,1: mit → labial gekippten Oberkieferfrontzähnen

Klasse II,2: mit steil stehenden bzw. retrudierten Oberkieferfrontzähnen, z.B. schmaler oder breiter → Deckbiss

Klasse III: der mesiobukkale Höcker des oberen ersten Molaren liegt distal der Fossa des unteren ersten Molaren.

Die Angle-Klassifikation ist eine rein dentale Einteilung.

Ankyloglosson
mit dem Mundboden verwachsenes Zungenbändchen (Frenulum linguae)

Anomalie
Abweichung von der Norm, Zahnanomalie,→ Dysgnathie, → Kieferanomalie, → Zahnstellungsanomalie

Aufbiss, Aufbiss-Schiene
ist normalerweise aus Kunststoff konstruiert. Seitlicher Aufbiss bei Platten, z.B. bei einer Oberkieferaufbissplatte zur Korrektur eines → Kreuzbisses. Frontaler Aufbiss bei der passiven → Bisshebung mit einem Aktivator.

Articulatio temporomandibularis
→ Kiefergelenk

Artikulator
ein technisches Gerät, das Unterkieferbewegungen nachahmt, um die richtige Okklusion bei der Herstellung eines kieferorthopädischen Gerätes zu erreichen.

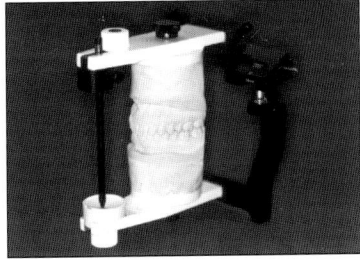

Artikulator

Außenstand
einzelne Zähne stehen außerhalb des Zahnbogens entweder nach → bukkal oder → labial.

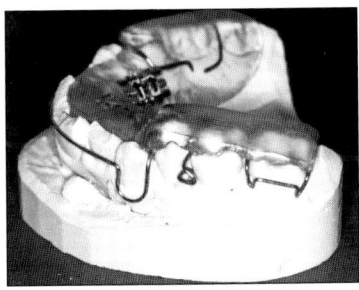

Aufbiss seitlich

11

B

Balters-Gerät

nach dem Kieferorthopäden Balters (1893-1973) benanntes Gerät. Er entwickelte den → Bionator.

Band/Bänder

ein Metallband, das den zu bewegenden Zahn vollständig umfasst. Es wird bei den festsitzenden Geräten (Multibandapparatur) verwendet. Der Raum zwischen Zahn und Band wird mit Zementmaterial ausgefüllt. Auf das Band aufgeschweißte Elemente, die sog. Attachments, können Kräfte über → Bögen dreidimensional übertragen.

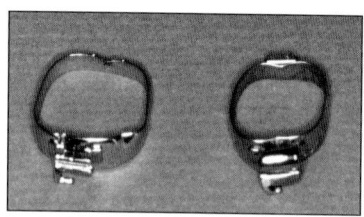

Band

bialveolär

beide Alveolarfortsätze (Zahnfleisch) von Ober- und Unterkiefer betreffend, z.B. bialveoläre → Protrusion oder → Retrusion

bilateral

beidseitig

bimaxillär

beide Kiefer betreffend, z.B. bimaxilläre Geräte: → Aktivator

Bionator

kieferorthopädisches Gerät nach Balters. Ein Aktivator mit wenig Kunststoffmaterial zur Therapie von Bisslageproblematiken der → Angle-Klassen I bis III. Es gibt verschiedene Grundformen.

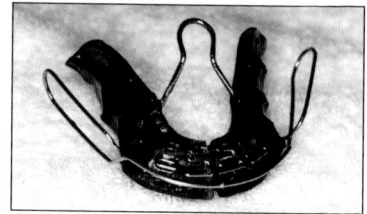

Bionator

Biss

→ Okklusion bezeichnet die Beziehung der Ober- und Unterkieferzähne zueinander. Neben der Normalbisslage (die obere Zahnreihe reicht 1,5-2 mm über die untere Zahnreihe → Overbite und der Abstand in der → Sagittalebene beträgt 1-2 mm → Overjet) gibt es als pathologische Bisslagen die Distalbisslage (Rückbiss, Angle-Klasse II) oder den Mesialbiss (Vorlage des Unterkiefers, Angle-Klasse III). Beim → offenen Biss besteht kein Kontakt im Front- oder Seitenzahnbereich. Beim Tiefbiss überdecken sich die Frontzähne zu stark.

Bissführungsplatte

→ Aufbiss-Schiene

Bisshebung

hierunter versteht man die physiologische Veränderung des vertikalen Abstandes zwischen Ober- und Unterkieferbasis durch den Durchbruch der Seitenzähne.

- Die 1. physiologische Bisshebung erfolgt mit 14 bis 18 Monaten, wenn die ersten Milchmolaren durchbrechen.
- Die 2. Bisshebung erfolgt im Alter von ca. 6 Jahren beim Erscheinen der ersten Molaren (der Sechsjahrmolar ist der erste bleibende Zahn).
- Die 3. Bisshebung erfolgt beim Wechsel der Prämolaren und beim Erscheinen der 2. Molaren im Alter von ca. 10 bis 12 Jahren (Zwölfjahrmolar).
- Die 4. Bisshebung ist beim Durchbrechen der 3. Molaren (Weisheitszähnen) im Alter von ca. 18 bis 22 Jahren möglich.

Eine Bisshebung kann aus therapeutischen Gründen durch kieferorthopädische Maßnahmen erfolgen.

Bisslage

bezeichnet die Lagebeziehung des Unterkiefers zum Oberkiefer im Schlussbiss (→ Okklusion). Die → Neutralbisslage ist die richtige Art des Ineinandergreifens der Zähne. Bei der Distalbisslage liegt der Unterkiefer zu weit zurück. Bei der Mesialbisslage liegt der Unterkiefer zu weit vorne (→ Progenie). Die distale und mesiale Bisslage verfehlt die korrekte Schlussbiss-Stellung.

Bisslagekorrektur

mit funktionskieferorthopädischen Geräten → Aktivatoren bzw. auch → Bionator und → Fränkel, → Gummizügen und → Headgear kann Einfluss auf die Bisslage genommen werden.

Bite Turbos

sind feste → Aufbisse, die an der Innenfläche der Frontzähne des Oberkiefers angebracht werden, um eine → Bisshebung im Seitenzahngebiet zu erreichen.

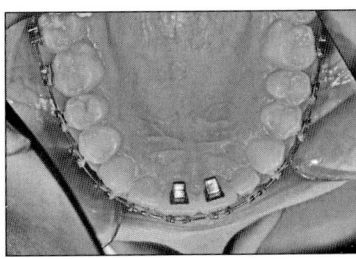

Bite Turbos

Bissnahme

Bestimmung der Kieferrelation durch Einbiss in Wachs oder Kunststoff.

Bogen, kieferorthopädischer oder orthodontischer

bezeichnet ein Drahtstück in der festsitzenden Technik: Es gibt einen Vollbogen aus einem Stück, der alle Zahngruppen umfasst oder einen Teilbogen, der nur einzelne Zähne oder eine Zahngruppe erfasst. Bögen werden an → Brackets befestigt.

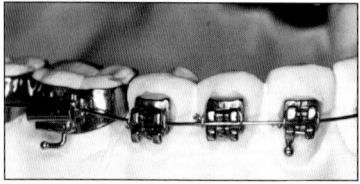

Bogen

Bracket

Befestigungselement für Bögen und Federn bei festsitzenden kieferorthopädischen Geräten. Es wird auf den Zahn aufgeklebt oder auf ein Band aufgeschweißt.

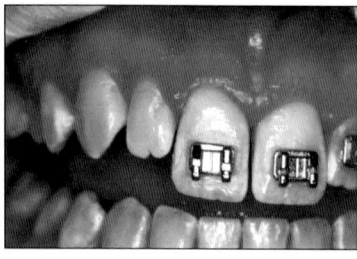

Bracket

Breitstand

→ Lückenstand

Bruxismus

langes Pressen (vertikale Belastung) oder Knirschen (horizontale Belastung der Zähne und des Zahnhalteapparates), das Schäden an der Zahnhartsubstanz und am → Parodontium zur Folge haben kann.

Buccinator

Kurzbezeichnung des Musculus buccinator („Trompetermuskel") = Wangenmuskel

bukkal

wangenwärts

Bukkalfeder

U-Schlaufe an aktiven Platten, um bukkal stehende Zähne (Eckzähne, Prämolaren, Molaren) in den Zahnbogen einzuordnen.

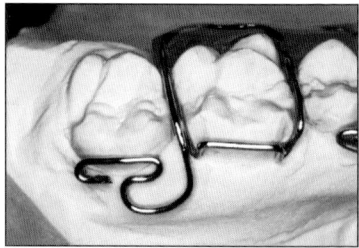

Bukkalfeder

Bukkalokklusion

auch als Scherenbiss bezeichnete → transversale Abweichung, bei der ein Zahn oder mehrere Zähne des Oberkiefers wangenwärts an den Zähnen des Unterkiefers vorbei beißen.

C

Cavum oris
Mundhöhle

Cranium
der knöcherne Schädel
- C. cerebrale, der Hirnschädel
- C. viscerale, der Gesichtsschädel

Crozat-Gerät
nach G. B. Crozat (1893–1966), Kieferorthopäde in New Orleans, benanntes Gerät. Die an den Molaren verankerte kieferorthopädische Drahtapparatur, die einer aktiven Platte entspricht, kommt jedoch aufgrund des grazilen Drahtkörpers eher für Erwachsene zur Anwendung.

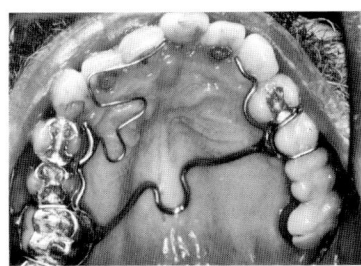

Crozat-Gerät

D

Deckbiss
das Hauptsymptom des Deckbisses ist eine starke Retrusion der oberen Schneidezähne, die die unteren Frontzähne überdecken. Beim schmalen Deckbiss sind die mittleren Schneidezähne retrudiert. Beim breiten Deckbiss sind alle vier oberen Schneidezähne retrudiert.
Es handelt sich um einen Tiefbiss, bei dem die unteren Schneidezähne schlimmstenfalls in die Gaumenschleimhaut einbeißen. Oft ist ein Deckbiss mit einer Rücklage des Unterkiefers verbunden und wird dann als Angle-Klasse II,2 bezeichnet. Die deckbissartige Schneidezahnstellung kann jedoch bei jeder Bisslage auftreten. Die Ursache ist meist genetisch. Behandelt wird der Deckbiss in der Regel, indem die Frontzähne aufgerichtet und intrudiert (→ Intrusion) werden.

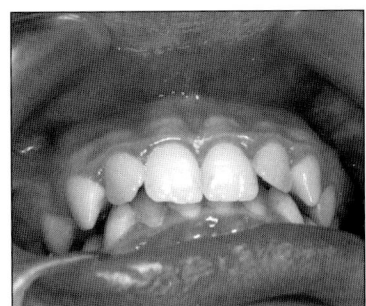

Schmaler Deckbiss

Deglution
der Schluckakt

Dehnungsschraube
Element von aktiven Platten und Aktivatoren zur transversalen und/oder sagittalen Erweiterung des Zahnbogens und zur Distalisierung von Molaren.

Dehnungsgeräte
Geräte zur Erweiterung überwiegend des Oberkiefers in transversaler Richtung, „Aktivator", Bionator, Fränkel, Gaumennahterweiterungsapparatur (Hyrax-Schraube), Quadhelix, usw.

Delaire-Maske
nach dem französischen Kieferorthopäden J. Delaire bezeichnet. Die Delaire-Maske ist ein extraorales Gerät zur Stimulierung der Wachstumsrichtung des Oberkiefers. Auf Stirn und Kinn abgestützt, überträgt es Kräfte auf den Oberkiefer, die nach → ventral und Kräfte auf den Unterkiefer, die nach → retral ausgerichtet sind. Es wird z.B. bei LKG-Spalten eingesetzt, die gleichzeitig von einer Oberkieferhypoplasie betroffen sind. Es können auch Zähne nach → mesial bewegt werden. Des Weiteren wird das Gerät nach einer operativen Vorverlagerung des Oberkiefers zur → Retention verwendet.

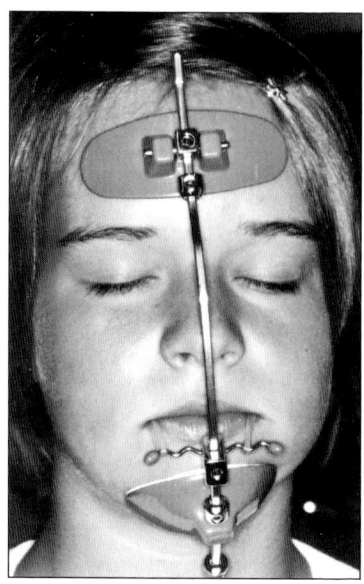

Delaire-Maske

Delta-Klammern
an aktiver Platte als Halteelemente angebrachte Dreiecksklammern, die in den Interdentalraum eingreifen.

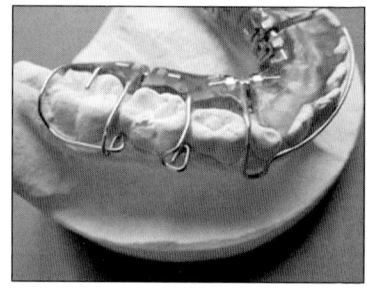

Delta-Klammer

Dentitionsalter							
Milchzähne	**1er**	**2er**	**3er**	**4er**	**5er**		
	6 – 9 Monate	8 – 12 Monate	16 – 20 Monate	12 – 16 Monate	20 – 24 Monate		
Obere bleibende Zähne	**1er**	**2er**	**3er**	**4er**	**5er**	**6er**	**7er**	**8er**
	6 – 8 Jahre	7 – 9 Jahre	10 – 13 Jahre	9 – 12 Jahre	10 – 13 Jahre	6 – 7 Jahre	11 – 14 Jahre	16 – 25 Jahre
Untere bleibende Zähne	**1er**	**2er**	**3er**	**4er**	**5er**	**6er**	**7er**	**8er**
	5 – 7 Jahre	5 – 9 Jahre	9,5 – 12 Jahre	9 – 12 Jahre	10 – 13 Jahre	5 – 7 Jahre	10,5 – 13 Jahre	15 – 24 Jahre

Dentitionsalter

Dens (Sg.), Dentes (Pl.)

der Zahn, die Zähne

- Dens incisivus = Schneidezahn
- Dens cuspidatus = Eckzahn
- Dens molaris = Mahlzahn
- Dens deciduus = Milchzahn

dental

die Zähne betreffend

Dentin

Zahnbein, knochenähnliche, elastische Substanz

Dentition

Zahndurchbruch beim Milchgebiss und bei den bleibenden Zähnen

Dentitionsalter

siehe oben stehende Tabelle

dentoalveolär

die Zähne und den zahntragenden Teil des Ober- und Unterkiefers betreffend

dentoalveoläre Abweichungen

→ Abweichungen → Zahnstellungsanomalien

Desmodont

Wurzelhaut, deren Faserbündel entweder im Wurzelzement des Zahnes oder im Alveolarknochen ansetzen.

Diastema

eine Zahnlücke, die sich meistens zwischen den mittleren Schneidezähnen befindet und die nicht durch Zahnverlust entstanden ist.

- Echtes Diastema mediale: erblich bedingtes Diastema, Platzüberschuss zwischen den mittleren oberen oder unteren bleibenden Schneidezähnen mit hoch ansetzendem Lippenbändchen.
- Unechtes Diastema mediale: eine aufgrund einer Nichtanlage oder einer Verkümmerung der oberen seitlichen Schneidezähne entstandene mittlere Lücke.

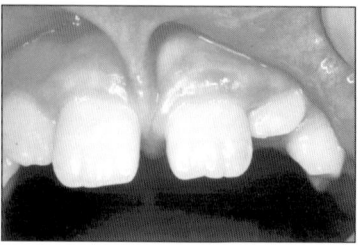

Diastema

Digestion
Verdauung

distal
von der Zahnbogenmitte weg Richtung Körpermitte, d.h. in Richtung Rachen bzw. Zahnbogenende

Distalbiss
eine Bisslage mit einer im Verhältnis zum Oberkiefer zu starken Rücklage des Unterkiefers. Im ersten Lebensjahr ist ein Distalbiss physiologisch. → Angle-Klassen

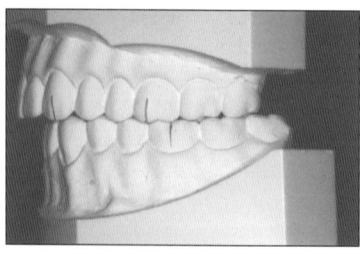

Distalbisslage (Klasse II)

Distalfeder
aktives Drahtelement an einem herausnehmbaren Gerät zur Distalisierung einzelner Zähne.

Distalisierung oder Distalisation
bezeichnet das Bewegen der Zähne von der Mitte weg in Richtung Zahnbogenende.

Doppelvorschubplatte
→ Vorschub-Doppel-Platte

Dreiecksklammer
→ Delta-Klammer

Durchbruchszeiten
→ Dentition

Dysgnathie
Sammelbezeichnung für Kieferfehlentwicklungen
- Dentale Dysgnathie: Anomalie der Zähne
- Alveoläre Dysgnathie: Anomalie des Alveolarfortsatzes
- Skelettale Dysgnathie: Anomalie der Kieferknochen im Sinne einer → Prognathie und einer → Retrognathie jeweils im Ober- oder/und Unterkiefer möglich

Die Ursachen eines dysharmonischen Wachstums der Kieferknochen können genetisch bedingt sein oder erworben werden bei vorzeitigem Milchzahnverlust, bei starken Habits, bei Fehlern in der Ernährung, bei LKG-Spalten und Hormonstörungen.

E

Einschleifen
bezeichnet das Abschleifen von Zahnflächen zum Ausgleich der Okklusion oder Artikulation (Harmonisierung der Unterkieferbewegungen).

Elastics
(engl.) → Gummizüge

Elongation
verlängerte Krone, oft bei Zähnen, die kein Gegenüber haben.

Engstand
Missverhältnis zwischen Zahn- und Kiefergröße. Die Ursachen können sein: Mesialwanderung bzw. Mesial-/Distalkippung bleibender Zähne bei vorzeitigem Milchzahnverlust, Weisheitszahndurchbruch etc.

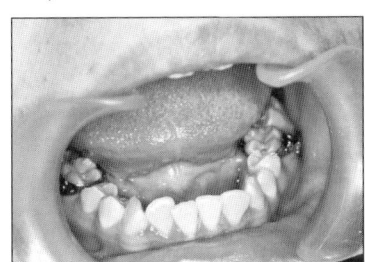

Frontaler Engstand der unteren Zahnreihe

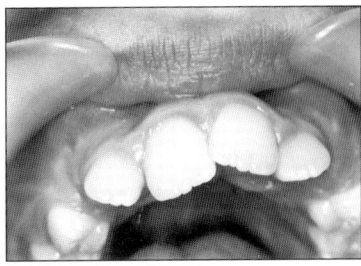

Engstand der oberen Zahnreihe

Eugnathie
→ Neutralbiss

Expansionsbogen
ein Bogen zum Dehnen, Erweitern und Strecken des Zahnbogens

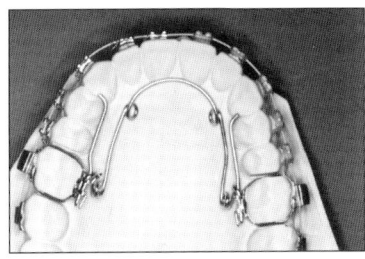

Expansionsbogen (z.B. Quadhelix)

extraoral
außerhalb des Mundes

Extrusion
bezeichnet das Verlängern eines Zahnes aus seiner Alveole mit Hilfe von festsitzenden Geräten (→ Multiband).

F

Face bow
→ Gesichtsbogen oder → Headgear

fazial
das Gesicht betreffend oder zum Gesicht gehörend

Feder
Federn sind Elemente an herausnehmbaren Platten, die elastisch sind und einen ständigen leichten Druck ausüben, um Zähne zu bewegen (z.B. Protrusions- oder Mesialfeder).

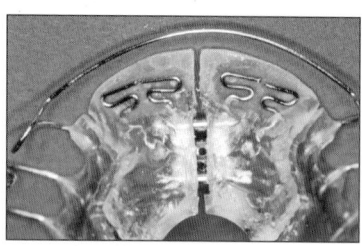

Beispiel Feder

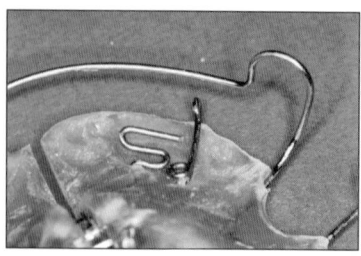

Beispiel Feder

Fernröntgenseitenbild (FRS)
eine Fernröntgenaufnahme (Mindestabstand 1,5 m) im Profil wird als Methode der kieferorthopädischen Diagnostik eingesetzt. Sie dient der Wachstumsanalyse sowie der Behandlungsplanung und -kontrolle. So kann u.a. festgestellt werden, ob es sich um eine → Prognathie oder → Retrognathie handelt, es können Aussagen zur Bisslage und zum vertikalen Aufbau des Gesichtsschädels sowie eine Profilanalyse gemacht werden.

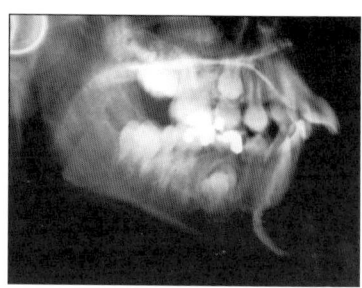

Fernröntgenseitenbild (FRS)

FKO
Abkürzung für Funktions-Kiefer-Orthopädie

FKO-Geräte
→ Geräte, → Aktivatoren

Forsus-Apparatur/Forsus-Feder
für die Korrektur eines ein- oder beidseitigen → Distalbisses. Siehe Erklärung und Bild unter → Jasper Jumper

Fränkel

→ Funktionsregler nach Fränkel

Frenulum labii

→ Lippenbändchen

Frenulum linguae

→ Zungenbändchen

Frontzähne

= Schneidezähne

Front(eck)zahnführung

bei der Seitwärts- und Vorschubbewegung des Unterkiefers sind die Front- und Eckzähne in Kontakt. Die Prämolaren und Molaren berühren sich dabei nicht.

Frontzahnstufe

die obere Zahnreihe reicht über die untere Zahnreihe, normal wären 2 mm in der Vertikalen. Dieser vertikale Überbiss wird als „overbite" bezeichnet. Der sagittale Abstand von der Schneidekante der oberen Schneidezähne zur Schneidekante der unteren Schneidezähne sollte ebenso 2 mm im Idealfall betragen. Dann würde man von einem „overjet" von 2 mm sprechen.

Funktionsregler nach Fränkel

ein bimaxilläres funktionskieferorthopädisches Gerät. Die Kunststoffbasis (Wangenschilde und Lippenpelotten) ist in den Mundvorhof verlegt. Der Einfluss der Wangen- und Lippenmuskulatur wird vom Kiefer abgeschirmt. Eingesetzt wird der Fränkel zur Korrektur alveolärer und skelettaler Anomalien, z.B. bei → mandibulärer → Retrognathie, skelettalem Tiefbiss und → Progenie.

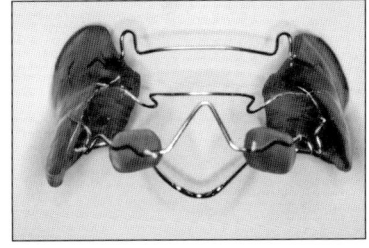

Funktionsregler nach Fränkel

G

Gaumenbügel
→ Palatinalbogen, -bügel

Gaumenfalten
Rugae palatinae, 4 bis 6 Querfalten im vorderen Bereich des harten Gaumens

Gaumenmandeln
paarige Tonsillen, die unterhalb der Gaumenbögen sitzen.

Gaumennahterweiterung, Gaumennahterweiterungs-Apparatur
rasche Verbreiterung des Gaumens mit Hilfe einer → Hyrax-Schraube um bis zu 10 mm oder mehr innerhalb von wenigen Tagen.

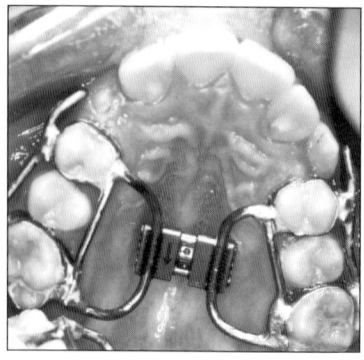

Gaumennahterweiterungsapparatur

Gebissanomalie
→ Dysgnathie

Geräte, kieferorthopädische
damit sind alle kieferorthopädischen Behandlungsapparaturen gemeint. Sie werden unterteilt in:
- herausnehmbare oder festsitzende
- extraorale oder intraorale
- funktionskieferorthopädische (ebenfalls herausnehmbare Geräte), → Aktivatoren

Festsitzende Geräte sind fest mit den Zähnen verbunden und bestehen aus → Brackets, Bändern (→ Band), Drahtbögen und → Gummizügen, → Ligaturen, etc.
Zu den extraoralen Geräten gehören der → Headgear, die → Kopf-Kinn-Kappe und die → Delaire-Maske.
Intraorale Geräte sind Platten, funktionskieferorthopädische Geräte und festsitzende Geräte.
Funktionskieferorthopädische Geräte oder FKO-Geräte entwickeln keine aktiven mechanischen Kräfte wie aktive Platten oder festsitzende Apparaturen, sondern funktionelle Kräfte. Durch diese funktionellen Kräfte ergibt sich ein Gewebeumbau durch Muskeleinsätze. Diese werden über die lose im Mund liegende Apparatur auf das Gewebe übertragen. → Aktivatoren, → Mundvorhofplatten und → Vorschub-Doppel-Platten zählen zu den FKO-Geräten.

Gesichtsbogen
→ Headgear

Gesichtsmaske
→ Delaire-Maske

Gesichtsschädel
→ Cranium

Gesichts-Schädel-Beziehung
das Verhältnis von Neuro- zu Viscerocranium ist beim Kind ca. 8:1, beim Erwachsenen ca. 2,5:1.

Gewohnheiten
→ Habits

Gingiva
Zahnfleisch

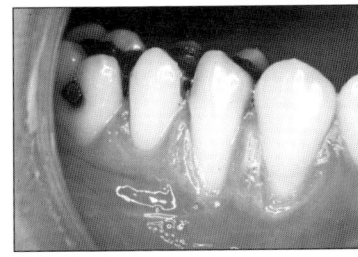

Gingiva-Retraktion

Gnathologie
die Lehre vom Kiefer und der Gebissfunktion

Goshgarian
ein Palatinalbogen, bzw. Gaumenbügel, der der Derotation und Distalisation der oberen Molaren dient, sowie die Dehnung des Oberkiefers unterstützt.

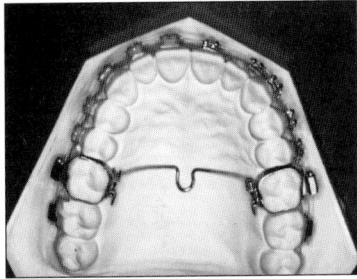

Palatinalbogen Goshgarian

Gummizüge
sie dienen der Zahnbewegung im Einzelkiefer oder der Behandlung einer transversalen bzw. sagittalen Bisslageproblematik. Sie sind an Ober- und/oder Unterkieferzähnen angebracht, bzw. intermaxillär, d.h. den Ober- und Unterkiefer verbindend.

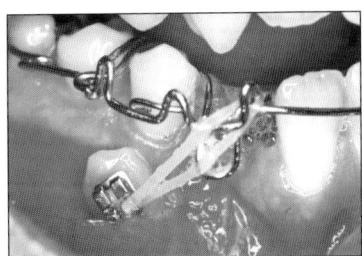

Gummizüge bei Eckzahnverlagerung

H

Habits

hierunter versteht man Gewohnheiten, die zu Stellungsanomalien führen können, wie z.B. Daumenlutschen, Zungenpressen, Lippensaugen, Nägelkauen, Bleistiftknabbern etc.

Halbretention

→ Retention

Haltedorn

bezeichnet das Element an einer aktiven Platte, das eine Lücke freihalten soll oder das die Kraftübertragung bei der Lückenöffnung durch Schrauben unterstützen kann.

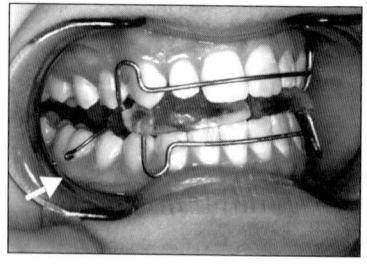

Haltedorn

Halteelemente

an aktiven Platten sichern sie den Sitz durch Drahtelemente. → Dreiecksklammern, → Adams-Klammern.

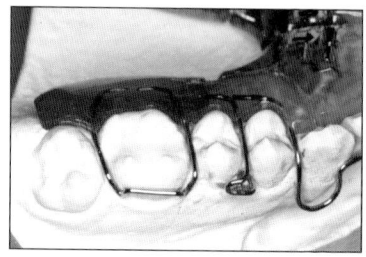

Halteelemente

Headgear (HG)

ein Gesichtsbogen, der extraoral im Nacken (zervikal, low pull) oder am Hinterhaupt (okzipital, high pull) abgestützt und entweder an einer festsitzenden (Multiband) oder einer herausnehmbaren (z.B. Aktivator) Apparatur befestigt ist und so Kräfte auf Zähne, Zahngruppen und/oder den Oberkiefer übermittelt. Mit ihrer Hilfe können Zähne nach distal gekippt oder bewegt, intrudiert oder extrudiert werden, Molaren können rotiert werden, das Wachstum des Oberkiefers kann gehemmt werden, im Bereich der 6er kann der Oberkieferzahnbogen komprimiert oder expandiert werden.

Herbst-Scharnier

ein kieferorthopädisches Behandlungsgerät zur Korrektur einer Unterkieferrücklage auch im späten Wachstumsalter. Es besteht aus Bändern oder Metallschienen, die im Seitenzahngebiet von Oberkiefer und Unterkiefer befestigt sind, und daran angelöteten starren Scharnieren, die den Unterkiefer nach anterior (vorne) schieben.

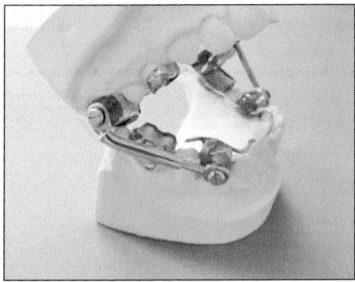

Herbst-Scharnier

High-pull Headgear

Zugkraft erfolgt nach hinten oben (okzipital/kraniodorsal). Dieser Headgear wird bei Angle-Klasse II (dental und skelettal), bei Tendenz zum offenen Biss und bei vertikalem Wachstumsmuster eingesetzt.

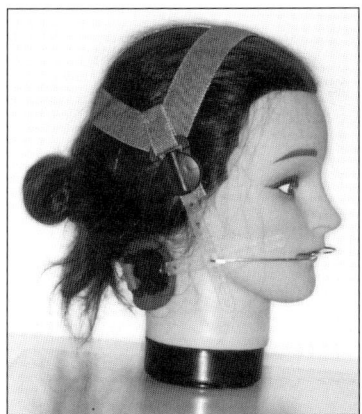

Headgear high-pull und low-pull

Hyper(o)dontie
Zahnüberzahl

Hypodontie
Zahnunterzahl aufgrund der Nichtanlage von Zähnen

Hyrax-Schraube
eine stabile Dehnschraube mit angelöteten Bändern oder eingearbeiteten Kunststoffaufbissen zur schnellen → Gaumennahterweiterung bis zu 10 mm oder mehr.

I, J

Infraokklusion
Stellung eines oder mehrerer Zähne, die die Okklusalebene nicht erreichen. Synonym: Infraposition

Innenbogen
→ Lingualbogen

Interdentalfeder
ein Bewegungselement an aktiven Platten, das zur Mesial- bzw. Distalbewegung von Frontzähnen, Prämolaren und Molaren dient.

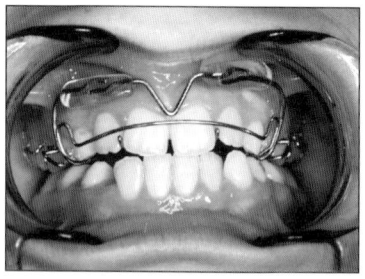

Interdentalfedern

Interkuspidation
statische Okklusion

intermaxillär
zwischen Ober- und Unterkiefer, z.B. intermaxilläre → Gummizüge oder ein Labialbogen, der eine intermaxilläre Position hat.

intraoral
innerhalb des Mundes

Intrusion
traumatisches oder kieferorthopädisches Zurückdrücken eines schon durchgebrochenen Zahnes zur Kieferbasis.

inzisal
die Schneidekante betreffend

Inzisiv/Inzisiven
Schneidezahn/Schneidezähne
→ Dens incisivus

Jasper Jumper
nach dem Erfinder benannt. Wird eingesetzt, um → Distalbisse zu behandeln. An einer → Multibandapparatur werden beidseits zwei mit Kunststoff ummantelte Spiralfedern befestigt, die den Unterkiefer nach vorne bringen.

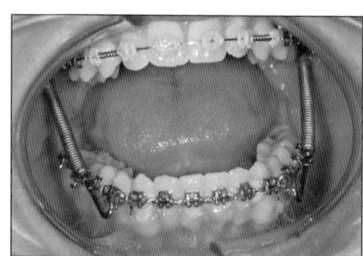

Jasper Jumper

K

Kephalometrie
die Lehre von der Vermessung eines Fernröntgenseitenbildes (FRS). Es gibt sehr viele Auswertungsverfahren, um Wachstumsmuster und Zahnstellung zu eruieren.

KFO
Abkürzung für Kieferorthopädie

Kiefer
Schädelknochen, Mundwerkzeug; man unterscheidet:
Unterkiefer = Mandibula
Oberkiefer = Maxilla

Kieferanomalie
eine regelwidrige Kieferstellung, bzw. regelwidrige Kieferform, → Dysgnathie, → Bisslage

Kiefergelenk
Articulatio temporomandibularis; das Kiefergelenk ist ein paariges Dreh-/Gleitgelenk. Der → Kondylus des Gelenkfortsatzes des Unterkiefers sitzt in einer Grube des Schläfenbeins. Zwischen Gelenkkopf und Grube befindet sich eine Gelenkscheibe (Diskus).

Kiefermodell
→ Modell

Kieferschluss
→ Okklusion

Kieferwinkel
bezeichnet den Winkel zwischen der Tangente Kiefergelenk/aufsteigender Unterkieferast und der Tangente Kinn/Unterkiefer bis zum Schnittpunkt beider Tangenten. Der Richtwert beträgt 126 +/- 10°. Ein vergrößerter Kieferwinkel deutet auf ein vertikales Wachstum hin, ein verkleinerter Kieferwinkel auf ein horizontales Wachstum.

Kinn
→ Mentum, Genio...

Kinnkappe
→ Kopf-Kinn-Kappe

Kippstand, Kippung
die Zähne können gekippt sein nach

- vestibulär, d.h. in Richtung Mundvorhof und zwar nach labial (Lippen) oder bukkal (Wangen). Die vestibuläre labiale Kippung bezeichnet man als → Protrusion.
- oral und zwar nach lingual (Richtung Zunge im Unterkiefer) oder palatinal (Gaumen, Oberkiefer)
- mesial (Seitenzähne Richtung Frontseite des Körpers)
- distal (Seitenzähne Richtung Rücken)

Klammer

- umgangssprachliche Bezeichnung einer kieferorthopädischen Behandlungsapparatur
- ein Halteelement an kieferorthopädischen Platten zur Fixation oder zur Abstützung zwischen den Kiefern, siehe z.B. → Adams- oder → Dreiecksklammer

Klasse

Einteilung von kieferorthopädischen Anomalien z.B. nach → Angle

Knirschen

→ Bruxismus, zur Therapie werden → Aufbiss-Schienen oder Knirscher-Schienen eingesetzt.

Knochenumbau

die Voraussetzung für kieferorthopädische Zahnbewegungen. Durch Druck ergibt sich eine Resorption des Knochens und durch Zug eine Knochenapposition.

Kondylus

Kiefergelenkköpfchen

Konstruktionsbiss

bei der Bissnahme für den Konstruktionsbiss zur Herstellung eines funktionskieferorthopädischen Behandlungsgerätes zur Korrektur der Bisslage beißt der Patient auf eine Wachsplatte. Er muss dabei den Unterkiefer in Richtung Behandlungsziel bzw. über ein Behandlungsziel hinaus verschieben. Die Biss-Sperre sollte in vertikaler Richtung maximal 4-6 mm und in sagittaler Richtung sollte die maximale Lageänderung 7-8 mm betragen.

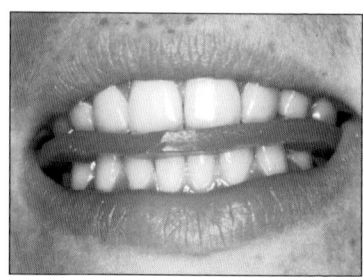

Konstruktionsbiss aus Wachs

Kopfbiss

die Schneidekanten der Frontzähne stehen aufeinander.

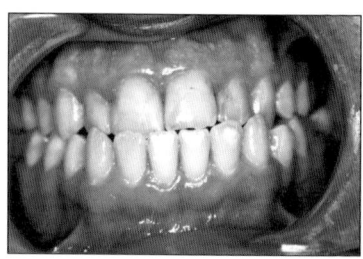

Kopfbiss

Kopf-Kinn-Kappe

eine (extraorale) kieferorthopädische Apparatur, die sich am Hinterkopf abstützt und Kraft auf das Kinn ausübt. Sie wird zur Therapie der → Progenie eingesetzt.

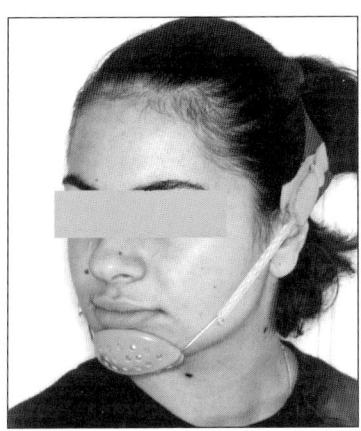

Kopf-Kinn-Kappe

kortikal
die (Hirn-)Rinde betreffend

kranial, Kranium
den Schädel betreffend, der Schädel

kraniofazial
den Hirn- und Gesichtsschädel betreffend

Kreuzbiss
eine Bissanomalie, bei der die obere Seitenzahnreihe ein- oder beidseitig mit ihren bukkalen Höckern nicht über die unteren bukkalen Höcker beißt.

- Frontaler Kreuzbiss: die umgekehrte Schneidezahnstufe oder progene Verzahnung
- Lateraler Kreuzbiss: die ein- oder beidseitige transversale Abweichung einzelner oder mehrerer Seitenzähne im Oberkiefer nach palatinal und/oder im Unterkiefer nach bukkal

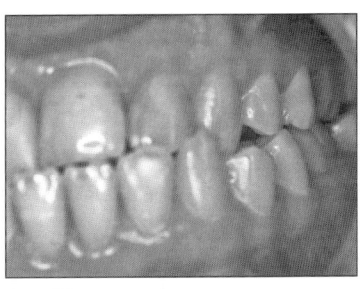

Kreuzbiss

L

labial, Labium

den Lippen zugewandt, die Lippe/n betreffend, Ober- und Unterlippe

Labialbogen, Labialbügel, Labialdraht

Bezeichnungen für einen Drahtbogen mit U-Schlaufen, der den Frontzähnen anliegen kann.

Der Labialbogen hat unterschiedliche Aufgaben:

- Er soll die Inzisiven aktiv in palatinal-linguale Richtung bewegen.
- Er soll die Lippen von den Zähnen abhalten.
- Er dient als Halteelement.

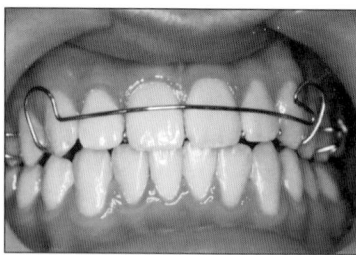

Labialbogen

lateral

seitlich

Ligatur

ein kieferorthopädischer dünner Draht oder elastischer Ring über einem Bracketflügel zur Fixierung eines Drahtes im Bracketschlitz.

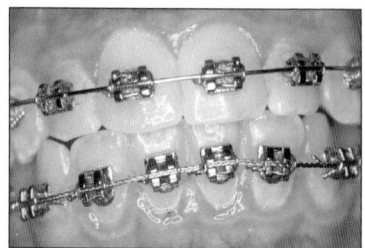

Ligaturen

Lingua, lingula

die Zunge, das Zünglein

Lingualbogen

ein Rundbogen, der im Unterkiefer lingual (zungenwärts) verläuft und normalerweise an den unteren Molarenbändern mit Hilfe von Lingualschlössern befestigt oder angelötet ist.

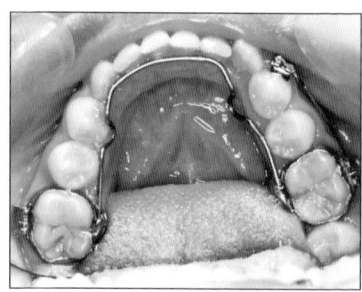

Lingualbogen

Lingualtechnik

an der Zahninnenseite (zur Zunge hin) befestigte → Brackets bzw. → Multibandapparatur

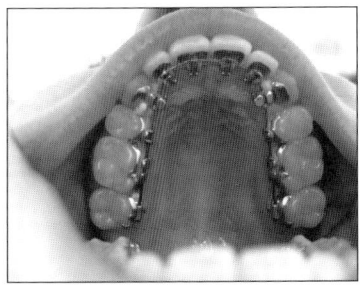

Lingualtechnik

Linguotomie

bezeichnet eine operative Verkleine-
rung der Zunge infolge von Tumoren
an der Zunge. Früher erfolgten Lin-
guotomien bei einer „großen" Zunge in Verbindung mit offenem Biss
und lückiger Protrusion.

Lipbumper

eine im unteren Vestibulum liegende Kunststoffpelotte bzw. Metall-
schlaufe. Er dient als Verankerungs-
und/oder Distalisierungsgerät im
Unterkiefer, der die periorale Mus-
kulatur über den Lippendruck aus-
nutzt, um den Druck auf die Molaren zu übertragen.

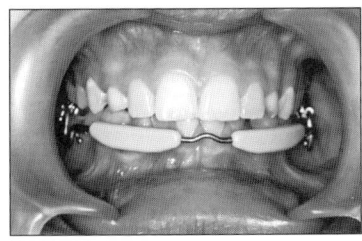

Lipbumper

Lippenbändchen

→ Frenulum labii; eine aus Binde-
gewebe und Schleimhaut bestehen-
de Falte, die sich von der Mitte des
oberen und unteren Alveolarfortsatzes zieht. Bei Lippenbändchen, die
am oberen Alveolarfortsatz zu tief
bzw. am unteren Alveolarfortsatz
zu hoch ansetzen, kann es zum →
Diastema kommen.

Lippenbändchenexzision

Fren(ul)ektomie, bei der ein beson-
ders kräftig ausgebildetes, zwischen
den Zahnkronen ansetzendes Frenulum operativ verlegt wird.

Low-pull Headgear

= Zervikal-Headgear

Lückengebiss

- Gebiss nach Zahnverlust
- lückiger Zahnstand aufgrund eines Missverhältnisses zwischen
  Zahn- und Kiefergröße (Zähne
  zu klein und Kiefer zu groß)

Lückenhalter

ein Behandlungsgerät, das die aufgrund eines vorzeitigen Zahnverlus-
tes entstanden Lücken offen hält.

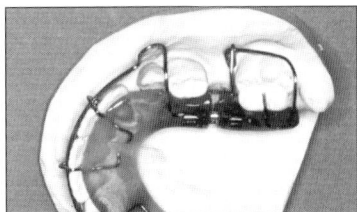

Lückenhalter

Lückenstand
lückig stehende Zähne. Ursachen können sein: ein zu großer Kiefer, Nichtanlage eines Zahnes, Zungenpressen.

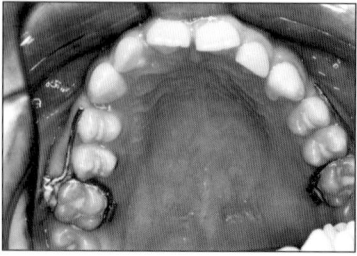

Lückenstand der Frontzähne

M

Mahlzähne
= Molaren

Makrodontie
einzelne Zähne können im Vergleich zum normalen Maß zu groß sein.

Makroglossie
eine zu große Zunge. Die Ursachen können entzündlich, genetisch, tumorös oder allergisch bedingt sein.

Mandibula, mandibulär
Unterkiefer, den Unterkiefer betreffend; sie besteht aus dem Unterkieferkörper (corpus mandibulae) und dem ab dem Kieferwinkel (angulus mandibulae) aufsteigenden Unterkieferast (ramus mandibulae). Dieser teilt sich am oberen Ende in einen Kronenfortsatz (processus coronoideus) als Muskelansatzstelle und in einen Gelenkfortsatz (processus condylaris) auf.

Masseter
die Kurzbezeichnung für den Musculus masseter, einen Kaumuskel, der als Kieferschließer fungiert.

Mastikation
Kauakt

Mastoid

Warzenfortsatz, Knochen hinter dem Gehörgang

Maxilla, maxillär

paariger Oberkieferknochen, den Oberkiefer betreffend. Der processus alveolaris trägt die obere Zahnreihe.

Mentum

Kinn

mesial

der Mittellinie des Kiefers zugewandt

Mesialbiss

Vorbiss, z.B. bei → Progenie, Angle-Klasse III, → Angle-Klassen

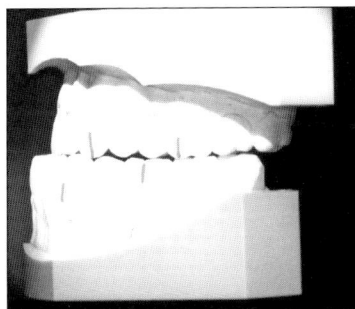

Mesialbisslage (MBL), Progenie

Messgrößen, kephalometrische

die Strecken, Winkel, Flächen innerhalb eines → Fernröntgenseitenbildes, die herangezogen werden, um diagnostische Aussagen machen zu können.

Mikrodontie

sehr kleine Zähne im Vergleich zur Norm. Häufig betroffen sind die oberen seitlichen Schneidezähne.

Mikrognathie

ein abnorm kleiner Oberkiefer (→ Retrognathie) bewirkt, dass der normale Unterkiefer zu groß scheint und wie eine → Progenie aussieht. Die Zähne des Oberkiefers beißen nicht über die des Unterkiefers, sondern es liegt ein umgekehrter Frontzahnüberbiss vor.

Mittenverschiebung

die Mitten des Ober- und des Unterkiefers stimmen durch unsymmetrisches Wachstum des Knochens, durch Schwenkung des Unterkiefers auf eine Seite bzw. durch unterschiedliche Verzahnung der linken und rechten Hälfte nicht überein. Gesichtsasymmetrien können je nach Ausprägungsgrad entstehen.

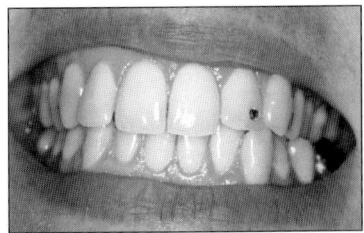

Mittenverschiebung, Außenstand 33

Mm.

Musculi (Muskeln), Pluralform von musculus

Modell

eine Abformung des Kiefers und der Zähne meist mit Gipsmaterial. Es dient zur Dokumentation, zur Diagnose/Analyse und zur Anfertigung von kieferorthopädischen Geräten.

Molaren

Mahlzähne, sie sind vier- oder fünfhöckrig; im Milchzahngebiss kommen pro Quadrant zwei, im bleibenden Gebiss drei letzte Seitenzähne vor.

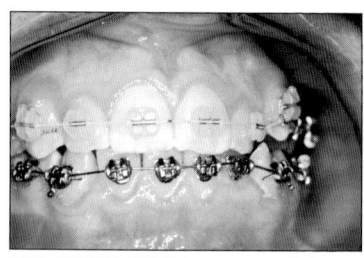

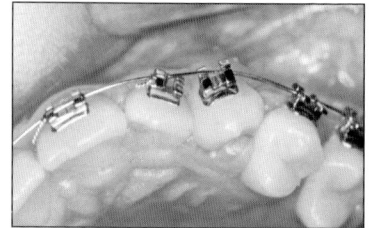

Beispiele Multibandapparatur

Molarendistalisation

hierunter versteht man das Zurückschieben der Molaren z.B. mit Hilfe von Distalschrauben oder Druckfedern an einer aktiven Platte oder einem Headgear oder im Unterkiefer mit einem Lipbumper, um in der Sagittalebene etwa bei Engstand Platz zu schaffen.

Molarenokklusion

→ Angle-Klassen

Multiband, Multibandapparatur

hierunter versteht man eine festsitzende Apparatur, die für Zahnbewegungen verwendet wird. Der Patient kann sie nicht selbst herausnehmen. Sie besteht aus → Brackets, Bändern (→ Band) und einem daran befestigten Drahtbogen.

Mundvorhofplatte (MVP)

ein Gerät, das im Mundvorhof liegt und einen Haltering außerhalb der Lippen hat. Mit Hilfe der MVP soll die Mundatmung zur Nasenatmung umtrainiert werden, und Lutschgewohnheiten sowie Lippenfehlfunktionen sollen abgestellt werden.

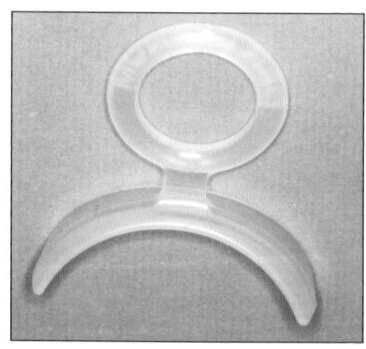

Mundvorhofplatte

N

Nance Apparatur
ähnlich dem → Palatinalbogen nach Goshgarian mit dem Unterschied, dass sich am Gaumen eine Kunststoffauflage befindet, verbunden mit Drahtbügeln, die rechts und links an den Molaren befestigt sind.

Neutralbiss
Normalbiss oder Angle-Klasse I, → Angle-Klassifikation

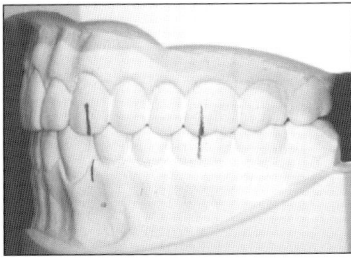

Neutralbisslage (NBL), Klasse I

Nichtanlage
fehlende Anlage eines oder mehrerer Zähne

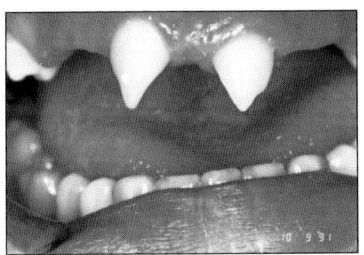

Nichtanlage der Zähne 12 und 22, 1er sind Zapfenzähne

O

Offener Biss
beim offenen Biss besteht beim Zubeißen der Zähne (Schlussbiss) ein Abstand zwischen oberer und unterer Zahnreihe im Frontzahnbereich und/oder im ein- oder beidseitigen Seitenzahnbereich.

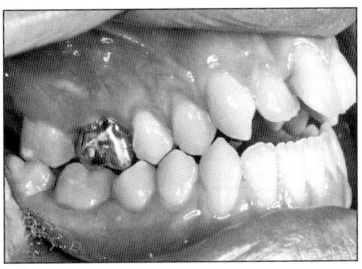

Offener Biss

OK
Abkürzung für Oberkiefer

Okklusion
die Beziehung der Zähne des Unterkiefers zu denen des Oberkiefers

Okklusionsebene
Kauebene, die durch die vertikale Position der Seitenzähne bestimmt wird.

okzipital
am oder Richtung Hinterhaupt

orofazial
den Mund und das Gesicht betreffend

Orthodontie
das Geradestellen der Zähne

Overbite
die vertikale Frontzahnstufe (Überbiss), der Normwert beträgt 2 mm.

Overjet
bezeichnet den horizontalen oder sagittalen Abstand zwischen den oberen und unteren Schneidezahnkanten (die sagittale Frontzahnstufe), dessen Normwert 2 mm beträgt.

P

palatinal, Palatinalstand
den Gaumen betreffend

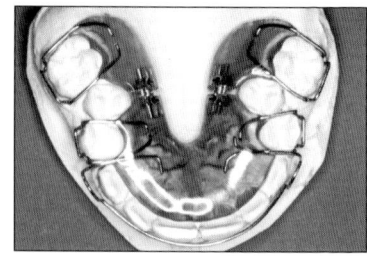

Palatinalstand der Prämolaren

Palatinalbogen
z.B. nach Goshgarian oder ein → Quadhelix: ein Drahtbügel, der am Gaumen entlang geführt wird und an Molarenbändern befestigt ist. Er dient der Molaren-Derotation oder Distalisation bzw. der Unterstützung der Oberkieferexpansion.

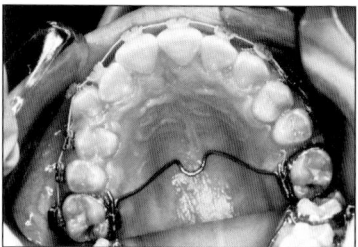

Palatinalbogen (Goshgarian)

Papilla incisiva
hinter den mittleren oberen Schneidezähnen (Inzisiven) gelegene warzenförmige Schleimhauterhebung

Parafunktion

unbewusstes Pressen oder Zähne-knirschen (→ Bruxismus), Lippen-beißen, Zungenpressen, Wangen-saugen usw. Diese auch während des Schlafes ausgeführten Funk-tionen können zu Zahnbewegun-gen führen.

parodontal

den Zahnhalteapparat (Parodonti-um) betreffend

Parodontium

aus Gingiva (Zahnfleisch), Desmo-dont (Wurzelhaut) und Wurzelze-ment bestehend

Pelotte

ein labiales oder vestibuläres Kunst-stoffschild an herausnehmbaren kieferorthopädischen Geräten, um den Wangen- oder Lippendruck zu eliminieren oder therapeutisch zu nutzen. (→ Lipbumper)

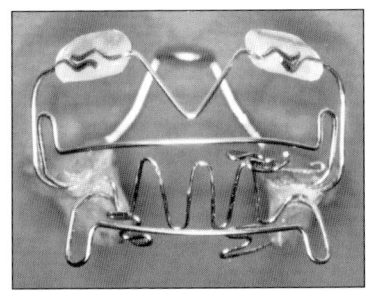

Pelotten (und Zungengitter) an Freibur-ger Progenie-Aktivator

Pendulum-Apparatur

ein kieferorthopädisches Behand-lungsgerät zur Distalisation von Mo-laren im Oberkiefer, das fest auf den Prämolaren verankert wird.

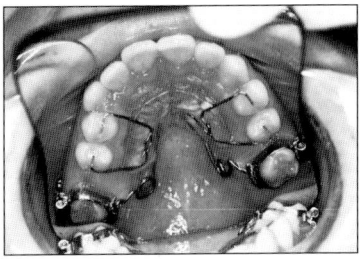

Pendulum-Apparatur

Platten

herausnehmbare kieferorthopädi-sche Apparaturen für den oberen oder unteren Einzelkiefer. Sie beste-hen aus einer Kunststoffbasis und Drahtelementen zur Befestigung und zur Zahnbewegung.

- → **Aktive** Platten können die Zahnbögen in sagittaler und transversaler Richtung ausfor-men und durch Federn oder Klammern Einzelzahnbewegun-gen durchführen.

- **Passive** Platten sollen ein er-reichtes Ergebnis halten, sie werden auch als Retentionsge-räte bezeichnet. → Retention

Platzhalter

→ Lückenhalter

Platzhalterfunktion
Milchzähne haben die Funktion, Platz für die bleibenden Zähne zu halten. Ein vorzeitiger Milchzahnverlust, vor allem der Milchmolaren, führt zu Lückeneinengung bzw. zu Lückenschluss bzw. zu gestörtem Zahndurchbruch. Bei vorzeitigem Verlust von Milchzähnen sind → Lückenhalter notwendig.

Positioner
ein elastisches kieferorthopädisches Behandlungsgerät, das meist nach Abschluss einer Multiband-Behandlung zur Feinkorrektur bzw. zum Erhalt der neuen Okklusionsverhältnisse eingesetzt wird.

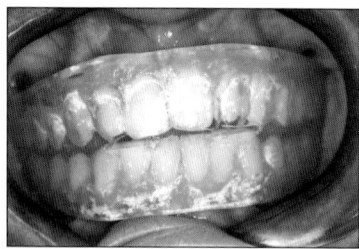

Positioner

Prämolaren
der vierte und fünfte Zahn zwischen Eckzahn und erstem Molar

Prämolarenbreite (Pb)
meist als Abkürzung (Pb) verwendetes gängiges Maß für die Abweichung in der Sagittalebene. Z.B. bedeutet ½ Pb mesial Abweichung, dass die Abweichung eine halbe Prämolarenbreite nach vorne beträgt (Progenie), die Abweichung beträgt ¼ Pb distal, bedeutet eine Abweichung des Unterkiefers nach rückwärts (→ Distalbiss oder Klasse II) um eine ¼ Prämolarenbreite.

Progener Formenkreis
dazu gehören alle Zahnfehlstellungen bzw. Bisslageprobleme mit progener Verzahnung: echte → Progenie, → Pseudoprogenie, → progener Zwangsbiss und die umgekehrte Schneidezahnstufe.

Progener Zwangsbiss, Progene Verzahnung
beim Zusammenbeißen rutscht der Unterkiefer nach anterior (vorne) in einen umgekehrten Frontzahnüberbiss (umgekehrte Schneidezahnstufe).

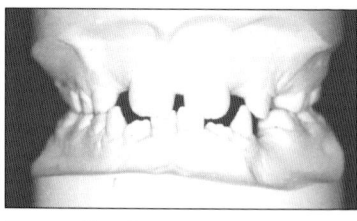

Progene Verzahnung

Progenie
eine erblich bedingte Vorlage des Unterkiefers oder auch Überentwicklung des Unterkiefers. Es bestehen ein umgekehrter Frontzahn-

überbiss sowie weitere Anomalien bezüglich der Zahnstellung z.B. meist eine Kreuzbiss-Stellung im Seitenzahnbereich. Siehe auch → Angle-Klasse III oder sagittale → Abweichungen. Die Therapie besteht in einer frühzeitigen, lange dauernden kieferorthopädischen Behandlung. Manchmal sind auch chirurgische Progenie-Operationen mit kieferorthopädischer Vor- und Nachbehandlung nötig.

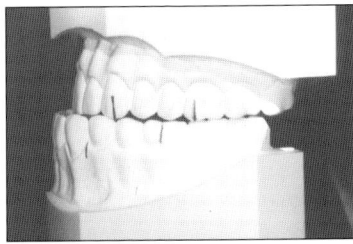

Progenie (Mesialbisslage – MBL)

Prognathie

früher wurde der Begriff für den vergrößerten, vorstehenden Oberkiefer verwendet, heute wird unterschieden in maxilläre Prognathie, mandibuläre Prognathie (Progenie) und bignathe Prognathie.

- Maxilläre Prognathie bedeutet, dass der Oberkiefer weiter vorne (anterior) in den Weichschädel eingelagert ist oder dass es sich um eine maxilläre Makrognathie, eine angeborene Überentwicklung des Oberkiefers bzw. des Mittelgesichtes, handelt.

- Bignathe Prognathie bedeutet, dass beide Kiefer im Vergleich zum übrigen Gesichtsschädel vorstehen.

Proklination

das ist ein nach vorne Kippen der Zahnkrone (Labialkippung) der Schneidezähne, oft bialveolär in Verbindung mit einem offenen Biss bzw. Zungenpressen auftretend.

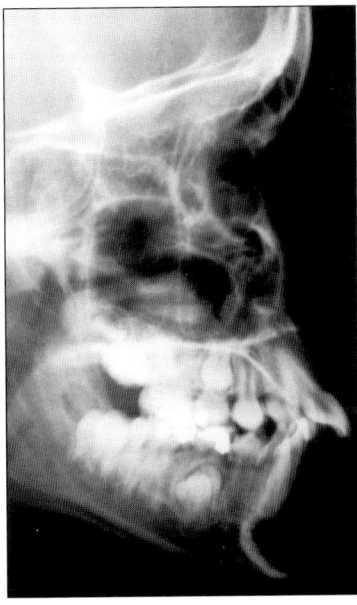

Proklination der Frontzähne im FRS (Fernröntgenseitenbild)

Protrusion

eine körperliche Labialkippung/Labialverschiebung (d.h. Zahn und Wurzel) der Frontzähne

Pseudoprogenie

der Oberkiefer ist unterentwickelt, wodurch der Unterkiefer den Anschein einer Überentwicklung erweckt. Eine Diagnose ist nur durch → kephalometrische Analyse möglich.

Pulpa

Zahnmark, das den Zahnnerv beinhaltet.

Q

Quadhelix

ein kieferorthopädisches Behandlungsgerät zur Erweiterung des Zahnbogens, bestehend aus Draht, der an den Oberkiefer-Molarenbändern befestigt ist und vier Schlaufen (helices) hat. → Palatinalbogen

Quadrant

Ober- und Unterkiefer werden jeweils in zwei Hälften eingeteilt, sodass es sich um „Kieferviertel" handelt. Die Bezeichnung der Quadranten beginnt rechts oben bezogen auf die rechte Patientenseite; das ist der erste Quadrant, das Viertel links oben der zweite, links unten der dritte und rechts unten der vierte Quadrant. Entsprechend geht man im Milchgebiss vor, allerdings mit den Zahlen 5 bis 8.

R

Rachenmandel (Adenoide)
Mandel am Dach des Nasenrachens, die häufig zu einer Behinderung der Nasenatmung führt und operativ durch eine Adenotomie entfernt wird.

Raphe palatini
eine median-sagittal verlaufende Gaumennaht

Retainer, Kleberetainer, festsitzender Retainer
ein festsitzender Drahtbogen, der meist von Eckzahn zu Eckzahn bzw. die Prämolaren verbindet und vorwiegend lingual (innen) liegend befestigt ist. Damit sollen kieferorthopädische Behandlungsergebnisse stabilisiert werden.

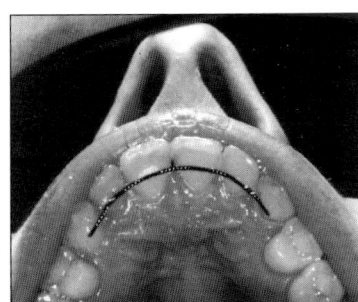

Retainer

Retention
- Behinderung des Zahndurchbru-

ches. Davon spricht man, wenn die physiologische Zeit von maximal 1,5 Jahre überschritten wird.
- Halten eines Behandlungsergebnisses durch kieferorthopädische Geräte nach Abschluss der Therapie
- Verankerung eines Behandlungsgerätes an den Zähnen

retral
nach hinten, Richtung Rücken ausgerichtet, → distal bezieht sich speziell auf die Zahnstellung.

Retrogenie
Rücklage des Unterkiefers; die neuere Bezeichnung ist Retrognathie.

Retrogenie, embryonale
der Unterkiefer eines Neugeborenen befindet sich in Relation zum Oberkiefer zunächst in Rücklage, was normalerweise innerhalb der ersten sechs Lebensmonate durch stärkeres sagittales Wachstum des Unterkiefers ausgeglichen wird.

Retrognathie
Rücklage des Unterkiefers

Retrusion
Rückverlagerung
- Koronale Retrusion bedeutet, dass ein Zahn gegenüber der Normalstellung rückverlagert ist.

- Mandibuläre Retrusion heißt, dass der Unterkiefer im Vergleich zum Oberkiefer nach retral (zum Zahnbogenende) rückverlagert ist (→ Distalbiss) oder dorthin bewegt wird.

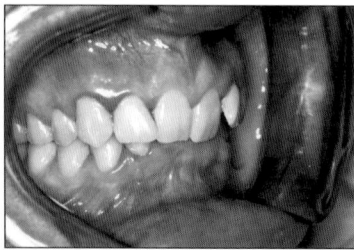

Retrusion der Frontzähne mit Steilstand bei schmalem Deckbiss

Rückbiss

→ Distalbiss

S

sagittal, Sagittalebene
vom Rücken her in Richtung Bauch und umgekehrt, senkrecht zur Frontalebene

Saliva, Salivation
Speichel, Speichelsekretion

Schiene
sie wird als Aufbiss-Schiene bei Funktionsstörungen und Parafunktionen eingesetzt.

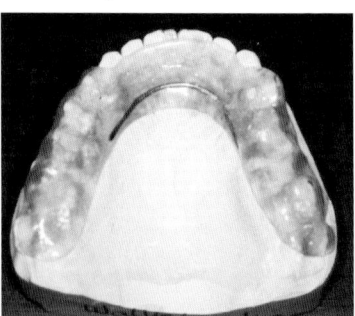

(Aufbiss-)Schiene

Schmalkiefer, Schmalstand
eine zu geringe Kieferweite mit → Protrusion der oberen Frontzähne oder frontalem Engstand.

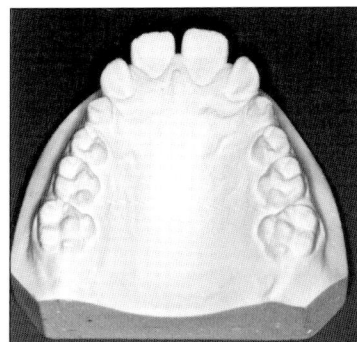

Schmalkiefer (Kompression – veralteter Begriff)

Sechsjahrmolar
erster bleibender Molar, der etwa mit 6 Jahren durchbricht.

skelettiert
ist z.B. der → Bionator, der wenig Kunststoffmaterial besitzt.

Spikes
Metalldorne an kieferorthopädischen Bändern, die zungenwärts weisen. Sie sollen die Zungenan- bzw. -einlagerung verhindern.

Stützzone
die Zähne zwischen dem seitlichen Schneidezahn distal und den ersten Molaren im Ober- und Unterkiefer.

Im Milchgebiss haben der Milcheckzahn und beide Milchmolaren neben der Kaufunktion auch Platzhalterfunktion für die beiden bleibenden Eckzähne und die Prämolaren, die im Alter zwischen 9 und 12 Jahren durchbrechen.

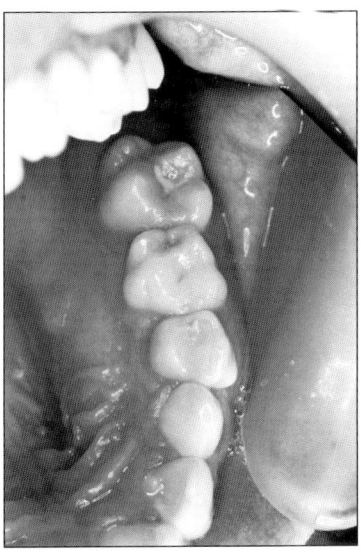

Stützzone

Supraposition
ein Zahn überschreitet mit der Schneidekante oder Kaufläche die Okklusionsebene, siehe auch → Abweichungen, vertikale.

T

Tiefbiss, Tiefer Biss

vergrößerter → Overbite, d.h. der vertikale Frontzahnüberbiss beträgt mehr als 3 mm (normal 2 mm). Der Tiefbiss ist häufiges Symptom bei Angle-Klasse II/2 (Deckbiss).

Die Ursachen können sein: Vererbung (skelettal), Nichtanlage von Zähnen, vorzeitiger Milchzahnverlust, verminderte physiologische Bisshebung, Rücklage des Unterkiefers, usw.

Therapie: Bisshebung durch → Intrusion der abgewichenen Schneidezähne und → Extrusion der Seitenzähne, bzw. passive Bisshebung während des Wachstums mit → funktionskieferorthopädischen Geräten wie Aktivator.

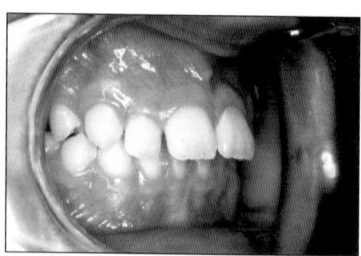

Tiefer Biss

Torque

Kronenneigung in vestibulärer oder lingualer Richtung

Translation

die Vor- oder Rückbewegung eines Zahnes ohne Rotation oder Kippung

transversal

quer verlaufend

transversale Abweichungen

→ Abweichungen

Twin Block

siehe Beschreibung → Vorschub-Doppel-Platte, statt der Metallstege sind zwei schiefe Ebenen im Seitenzahngebiet eingearbeitet.

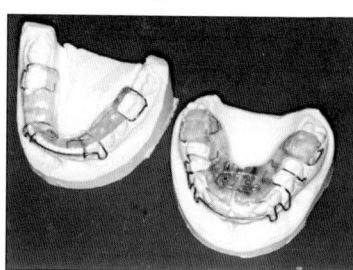

Beispiel Twin Block

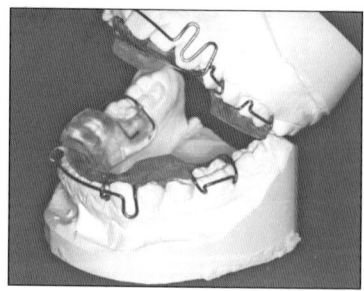

Beispiel Twin Block

U

V

Überbiss

→ overbite und → overjet, die Verzahnung der Frontzähne in Schlussbiss-Stellung, was die vertikale Überbisstiefe und sagittale Überbiss-Stufe betrifft. Die normgerechte Tiefe des Überbisses in vertikaler Richtung (Oberkiefer-Schneidezähne über Unterkiefer-Schneidezähne) beträgt 2 mm und der Abstand in sagittaler (waagrechter) Richtung zwischen unterer Schneidezahnreihe und oberer Schneidezahnreihe beträgt ebenso 2 mm. Ein Überbiss von 2 mm ist physiologisch, ab 3 mm pathologisch (Tiefbiss, bzw. die sagittale Frontzahnstufe ist zu groß).

UK

Abkürzung für Unterkiefer → mandibula

umgekehrter Überbiss

umgekehrte Frontzahnstufe, bei der nicht die oberen Frontzähne vor die unteren beißen, sondern umgekehrt, die unteren vor die oberen.

ventral

bauchwärts

Verankerungs-PINS oder TAD (temporary anchorage device)

die PINs sind kleine Mini-Implantate und dienen der stationären und knöchernen Verankerung. Sie werden direkt im Knochen befestigt. Mit den PINs kann man Zahnbewegungen durchführen, ohne dass sich die Verankerungszähne bewegen, deshalb stationäre Verankerung.

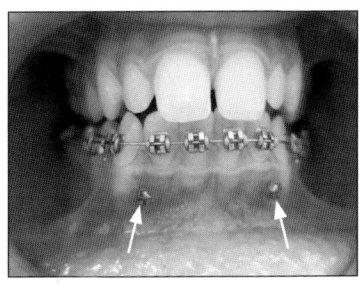

Verankerungs-PINS oder TAD

vestibulär, Vestibulum

zum Mundvorhof gehörend oder ihm zugewandt, Mundvorhof

Viscerocranium

→ Cranium viscerale = Gesichtsschädel

Vogelgesicht

eine Unterentwicklung des Unter-
gesichts, d.h. der Kinn-Unterkie-
ferregion, mit hervorstehender Na-
senregion.

Vorbiss

→ Mesialbiss oder → Progenie

Vorschub-Doppel-Platte (VDP)

kieferorthopädisches Behandlungsgerät zur Korrektur einer Unterkieferrücklage auch im späten
Wachstumsalter. Es besteht aus
Oberkiefer- und Unterkieferplatte
sowie zwei starren Metallstegen,
die an der Oberkieferplatte befestigt
sind und den Unterkiefer nach anterior (vorne) schieben (→ Twin Block).

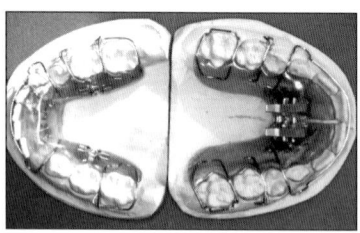

Vorschub-Doppel-Platte

W

Wachstumstypen

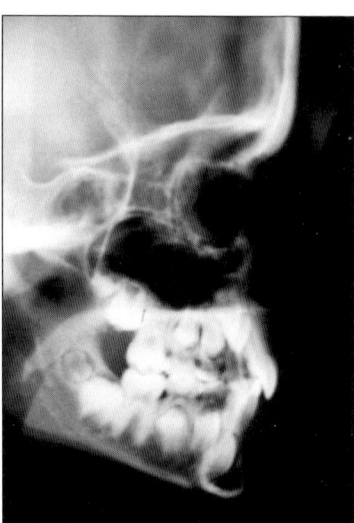

Horizontaler Wachstumstyp

- horizontaler W.: das kondyläre
  Wachstum überwiegt, Neigung
  zu Tiefbiss

- vertikaler W.: häufig deutliche Vergrößerung der vorderen Gesichtshöhe mit offenem Biss

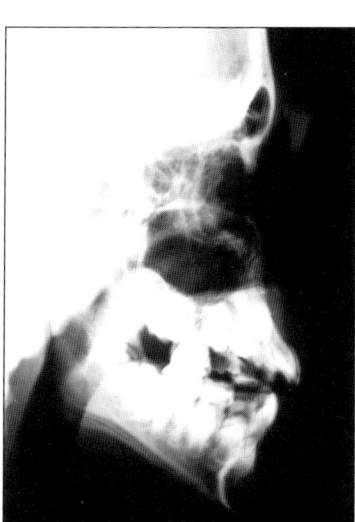

Vertikaler Wachstumstyp

Die Wachstumstypen können über das Fernröntgenseitenbild bestimmt werden. → Kieferwinkel

Wechselgebiss
der Übergang vom Milchgebiss zum bleibenden Gebiss; die Milchzähne fallen aus (wechseln). → Dentitionsalter

Z

Zähneknirschen
→ Bruxismus

Zahnanomalie
→ Zahnfehlstellung

Zahndurchbruch
→ Dentition

Zahnfehlstellung, Zahnstellungsanomalien
→ dentoalveoläre Abweichung, abweichende Stellung eines Zahnes oder mehrerer Zähne.

Zahnimpression
Abdrücke von Zahnkonturen in die Zungenränder, die Lippen, die Wangen.

zervikal
im Bereich des Halses/Nackens gelegen → Headgear; bezogen auf den Zahn: im Bereich des Zahnhalses gelegen

Zungenbändchen
→ Frenulum linguae, eine Schleimhautfalte zwischen Mundboden und Zungenunterseite. Bei stark verkürztem Bändchen (wenn die Zunge bei weit offenem Mund den letzten Zahn oben hinten erreichen soll und bei dieser Bemühung

5 mm oder kürzer bleibt), sollte eine operative Lösung (Zungenbändchenexzision) erfolgen, da die Zunge zum Schlucken nicht am Gaumen angesaugt werden kann und damit ein korrektes Schlucken unmöglich ist.

Zungengitter

ein an herausnehmbaren kieferorthopädischen Geräten angebrachtes Abschirmgerät in Form von nach innen gebogenen gitterartig angeordneten Drähten, um den Druck der Zunge gegen die Zähne wegzunehmen.

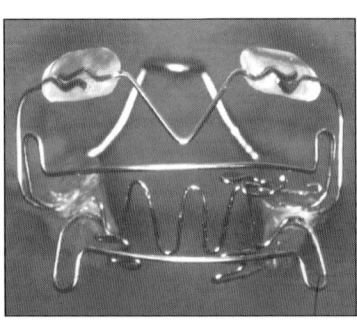

Zungengitter

Zwangsbiss

durch eine Zahnfehlstellung verursachte Fehlpositionierung des Unterkiefers beim Zusammenbeißen, z.B. → progener Zwangsbiss: Führung des Unterkiefers in eine umgekehrte Frontzahnstufe.

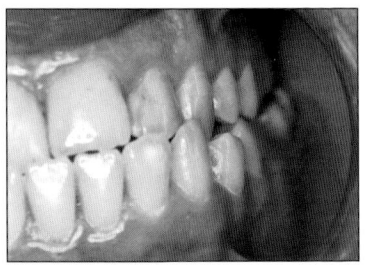

Zwangsbiss (Kreuzbiss)

Zwölfjahrmolar

der 2. Molar, der etwa mit 12 Jahren durchbricht.

Literatur

Paeske, I. W.: Fach- und Fremdwort-ABC für die Zahnarzthelferin, Zahnärztlicher Fach-Verlag, Herne, 20., vollständig überarb. Aufl. 2014

Kahl-Nieke, B.: Einführung in die Kieferorthopädie, Deutscher Ärzte Verlag, Köln, 3. Auflage 2010

Kieferorthopädische Studiengruppe: Kieferorthopädische Terminologie, Verlag Lorenz Senn, Tettnang, 2001

Lexikon Zahnmedizin Zahntechnik, Urban & Fischer Verlag, München-Jena, 2000